Rahul Magare

Tratado convencional de Vamana Karma

Rahul Magare

Tratado convencional de Vamana Karma

ScienciaScripts

Imprint
Any brand names and product names mentioned in this book are subject to trademark, brand or patent protection and are trademarks or registered trademarks of their respective holders. The use of brand names, product names, common names, trade names, product descriptions etc. even without a particular marking in this work is in no way to be construed to mean that such names may be regarded as unrestricted in respect of trademark and brand protection legislation and could thus be used by anyone.

Cover image: www.ingimage.com

This book is a translation from the original published under ISBN 978-620-2-00454-1.

Publisher:
Sciencia Scripts
is a trademark of
Dodo Books Indian Ocean Ltd. and OmniScriptum S.R.L publishing group

120 High Road, East Finchley, London, N2 9ED, United Kingdom
Str. Armeneasca 28/1, office 1, Chisinau MD-2012, Republic of Moldova, Europe
Printed at: see last page
ISBN: 978-620-7-73240-1

Índice:

Capítulo 1

1) Período Védico:

- No Rigveda e no Yajurveda: Não há referências disponíveis diretamente para vamana karma.
- Atharvaveda aconselhou a execução de Vamana Karma com Madana phala no tratamento de envenenamento. (Atharvaveda 1/6/108)
- Além disso, no envenenamento por mordedura de cobra, o uso de katutumbi e dhamargava foi aludido para vamana. (Atharvaveda 5/131)
- Se o vamana for causado pela administração oral de soma, o uso da mesma rasa misturada com a droga palasha é indicado como tratamento.
- A descrição de Vamana é observada no Kaushikasutra, um dos sutras proeminentes pertencentes ao atharvaveda.

2) Período de Buda:

- Vinaya pitaka, é uma das literaturas mais importantes e populares do período de Buda
- Jivaka, médico de Budda, efectuava a terapia vamana sempre que necessário.
- A ghrita medicada é dada a Chandapradyata para vamana que é o imperador de Ujjaini e a sua história é mencionada no Vinaya pitaka.

3) Período Pouranika:

□ Em **Garuda Purana:**

- O Vamana Karma foi aconselhado para combater todos os tipos de Kustha (173/13).
- Dhamargava, Madanaphala e Indrayava foram mencionados como vamana dravyas. (179/97)

□ Em **Agni Purana:**

- Vamana é um tratamento importante para a pessoa de Adhoga raktapitta. (279/8)
- Madana foi mencionado como um dos melhores vamaka dravyas e uma receita na forma de kwatha e kalka de vamaka e vamanopaga drogas foram mencionadas para vamana (279/63).
- Vamana é considerada uma das melhores linhas de tratamento para as perturbações de Kapha.

4) Manu smruti:

Após a conclusão de vamana, virechana e snehpana, foi indicada a administração oral de ghrita, o que significa que a pessoa nessa época estava habituada a vamana.

5) Período Samhita:

□ Charaka Samhita:-

a) Em Sutrasthana: Algumas raízes e frutos eméticos na 1ª secção, medicamentos eméticos na 2ª secção, medicamentos Vamanopaga na 4ª secção e sambhar sangraha, procedimento de vamana, dose de madanaphala ayoga, atiyoja lakshanas com pashat karma i.e. Dhoomapana e samsarjana krama são explicados com a sua importância e a importância de vamana karma em doenças kaphaja nanatmaja foi enfatizada na 20ª secção.

b) Em Vimana sthana: Doenças, onde se descreve o que fazer e o que não fazer em relação ao vamana e se varia os dravyas vamana e vamanopaga na 8ª secção.

c) Em Kalpasthana: As primeiras seis secções são dedicadas à descrição dos medicamentos eméticos e na secção 1st explica-se o modo de ação dos medicamentos eméticos e o procedimento.

d) Em Siddhi Sthana: Explicação pormenorizada sobre a dieta, samsarjana krama, shudhi lakshanas, ayoga, atiyoga samyakyoga, etc., descritos na secção 1st . As indicações e contra-indicações são explicadas na secção 2nd . O vyapada de vamana é explicado em pormenor na secção 6 .th

e) Em Chikitsa Sthana: Ao descrever o tratamento de diferentes doenças, Vamana foi explicado como tratamento com diferentes kalpas.

□ Sushruta Samhita:

Vamana foi abordado em pormenor no Sushruta samhita e existem muitas referências no sutra, kalpa e chikitsa sthana.

a) No Sutra Sthana: Definição de vamana descrita na secção 41st , a secção 40th é dedicada à descrição dos kalpanas dos medicamentos eméticos.

b) Em Chikitsa Sthana: Alguns fármacos eméticos são explicados na secção 31st vamana vidhi, modo de ação, dieta, ayoga, atiyoga e samyakyoga lakshanas, indicações dhoomapana, contra-indicações, tudo é explicado na secção 33th . O vamana vyapad foi tratado na secção 34th . O samsarjana krama é explicado em pormenor após o vamana na secção 39th . Para além disso, estão também disponíveis várias referências dispersas no sushruta samhita.

□ Ashtanga Sangraha:

a) Em Sutrasthana: a 27.ª secção trata de vamana vidhi, as propriedades dos vamak dravyas com o seu modo de ação, indicação, contraindicação e shuddhi lakshanas são explicadas em pormenor.

b) Em Kalpasthana: 1ª secção, é totalmente dedicado ao vamana dravyas e às suas diferentes preparações vamana vyapad.

□ Astanga Hridaya:

a) Em Sutrasthana: a 18.ª secção contém informações pormenorizadas sobre o procedimento de vamana.

b) Em Kalpasthana: a 1ª secção dá informações sobre as prescrições de medicamentos eméticos e a 3ª secção inclui o vyapad em pormenor.

□□Kashyapa Samhita:

a) Em Siddhisthana: a 3ª secção trata do procedimento de vamana, hina, madhyama e uttama shuddi, regime a seguir depois de vamana, importância de vamana em Balaroga, shuddhi lakshana, vyapada de vamana. A sétima secção explica as indicações e contra-indicações do vamana.

c) Em Khilasthana: Procedimento de Vamana com Samsorjana krama explicado em pormenor em "Samshuddhi Veshesiniya adhyaya".

□ Bhela Samhita:

O atual Bhela samhita é de origem duvidosa

a) Em Kalpasthana: Mas os Kalpanas de Madanphala, Ikshvaka, Dhamagav Kutaja são narrados em Kalpasthana.

b) Em Siddhisthana: Dieta no dia anterior de vamana, dose de kwath, samyak shuddhi lakshanas, ou seja, expulsão de Kapha, Pitta, Vata e Rakta, respetivamente, e ayoga lakshanas mencionados em 1st secção A quarta secção trata de vamana vyapadas em pormenor.

□ Chakradatta:

A 69ª secção é totalmente dedicada aos pormenores de vamana karma, ou seja, a preparação da pessoa, o procedimento de vamana, os diferentes vamana dravya e a sua preparação; são também descritos atiyoga, ayoga, samyakyaga lakshanas, indicações, contra-indicações e samsarjana krama.

□ Harita samhita:

Não há uma secção separada dedicada ao vamana, mas o vamana é aconselhado como linha de tratamento para muitas doenças.

□ Sharangadhara samhita:

a) No Purvakhanda: a 4ª secção dá a definição de vamana

b) Em Uttar khanda: a terceira secção trata do vamana karma em pormenor, ou seja, o procedimento de vamana para crianças, krisha, pessoas idosas e delicadas e as indicações, contra-indicações, doses de Kalka, Kwatha, gestão de Vyapada, dieta a tomar e a restringir também são mencionados nesta secção.

□ Vangasena samhita:

Esta secção é dedicada à indicação do karma de vamana, às contra-indicações, à estação adequada para vamana, à preparação da pessoa, ao procedimento de vamana, à decocção emética e aos sintomas devidos à ayoga e à atiyoga de vamana. É mencionada a utilização de Nasya juntamente com Dhumpana para eliminar os doshas após vamana.

□ □Bhavaprakasha:

a) Em Purvakhanda: 6th secção trata da definição, estação apropriada para vamana, indicações, contra-indicações preparação da pessoa e importância da dieta no dia anterior de Vamana, Hina, Madyama e uttama shudhi lakshanas; ayoga e atiyoga de vamana e seu tratamento, dietas específicas e dietas restritas após vamana são explicadas nesta secção.

Capítulo 2

"uÉqÉ EªÉU, rÉMÉ xÉiÉ, uÉqÉliÉ AuÉÍqÉiÉ
uÉqÉlÉ - uÉqÉlÉ sÉiÉ (uÉÏssÉaÉ) qÉSlÉ cNSlÉ
lÉxxÉUlÉ cÉ xuÉaÉÉÍpÉzrÉlS uÉqÉlÉqÉ,
(MüqÉUÉWû) ! AWû¨ÉÉ(luÉxuÉ)! uÉÍqÉ (x§ÉÏÍsÉaÉ) uÉqÉ
ClÉ! cdSÉ cNlSi xÉoS!
uÉqÉjÉ - uÉqÉ - A jÉ cÉ."

.....(uÉÉcÉxmÉirÉqÉ.)

ETIMOLOGIA DE VAMANA:-

O funcionamento exato do processo pode ser sentido através dos vários termos que estão em harmonia com a palavra "Vamana". A etimologia de Vamana esclarece-os.

A) Quando o sufixo "Yak set" é adicionado à raiz do verbo "vam", pode ser usado na forma de verbos como "Vamati ou Avamit", o que indica o tempo do verbo. A raiz "Vam" significa "Udgere" e deriva da raiz do verbo "Udgru", que transmite a interpretação exacta através de significados como - ejeção, saída, escorrimento, fluxo, erupções, eco e som sibilante.

B) Aplicando o sufixo "lut" à raiz do verbo "Vamane", obtém-se a palavra vamana (género masculino). Esta palavra tem quatro significados: Mardano, Chardane Ni hsarane, Svargabhi syanda. Para apreender o conceito de Vamana de forma pertinente, todos os significados devem ser cuidadosamente analisados.

1) Mardane: Derivado da raiz "Mrd", acrescentando o sufixo "Bhave lut", significa "Curnanam, Samvahanam (S.K.D.). Prine V.S. Apte e Anthany Arthur Macdonell descodificam o significado como destruir, esmagar, triturar, deitar iste ou partir.

2) Chardane: Derivado da raiz do verbo "Chord" que significa vamana.

3) Nihsarne: o prefixo "Nhi" (que significa "nosso" ou "longe de") combinado com o verbo raiz "Sarana" (que significa "correr ou seguir") apresenta expressões como "fugir de seguir para fora" (AAM), "Nirgama" (Hem), "sair", "expulsar", "conduzir" ou "durante"

(VSA).

4) Svargabhisyand: O prefixo "Svarga" é anexado à palavra "Abhisyanda"

i) Svarga - Gati, Gamanam (V.S.A.)

ii) Abhisyand - Oozing Aowig, Correndo em grande aumento, alargamento, excedente, etc. (V.S.A.)

Em Kautilya, é utilizada a palavra "Svargabhisyandavamanam", que significa retirar o excedente da população, ou seja, através da emigração.

C) Vami e Vamathu:

1) Vami (género feminino) derivado da raiz do verbo "vama" através da adição do sufixo. "Significa vomitar náuseas, gualmisness, anemitic, uma maçã espinhosa."

2) Vamathu (género masculino); derivado da raiz do verbo "vama", aplicando o sufixo "Tivito Athuca" (3/3/86), que significa náusea ou enjoo, água expelida pela tromba do elefante ou tosse.

D) A palavra **"Arhuttau"** também dá a entender vamana através de significados como trazer ou buscar, aproximar, levar ou atrair (como a mente), separar, usar como comida ou bebida (V.S.A.)

□ □ Definição:

iÉ§É SÉwÉWiUhÉqÉ EkuÉpÉÉaÉqÉ uÉqÉlÉ xÉ¥ÉMüqÉ | . . .(cÉ.Mü.1/3)

Charaka definiu vamana como um procedimento em que os produtos de iste ou Toxinas (Dosha) são eliminados através dos canais superiores, ou seja, pela boca. Chakrapani considera Urdhavaghage como Urdhvamukha Bhavaprakash também tem alguma opinião sobre Urdhava como Mulchamarga Sharangdhara e Bhavaprakasha definiu - vamana como um procedimento no qual apakva pitta e kapha são expelidos à força pela via ascendente. "Apakva" significa literalmente não digerido ou não maduro, o que significa que pitta em vidagdha avastha deve ser removido pela via superior para evitar complicações.

SINÔNIMOS:

o Virechana Lekhana

o Vireka Shathana

o Chardi Samshodhana o Chordana Uttlekhana o Vami

IMPORTÂNCIA DE VAMANA:

1. Vamana karma, a primeira medida entre os panchakarma, tem sido considerada como a melhor linha de tratamento para a doença de Kaphaja.
2. Sushruta opina que as doenças originadas pelo excesso de kapha são eliminadas pela raiz através do procedimento de vamana.
3. O Virechana se for administrado sem vamana, então o kapha provocado desce para Grahani e causa peso ou produz provvahika.

Capítulo 3

ADMINISTRAÇÃO DE VAMANA:-

Divide-se principalmente em três tipos

- **PURVA KARMA**
- **PRADHANA KARMA**
- **PASCHAT KARMA**

PURVAKARMA

(A) SAMBHARA SAMGRAHA:

Caraka defendeu a necessidade de se preparar para a preparação do Vamana Karma, recolhendo primeiro os equipamentos necessários, para o que utilizou o termo ***"Sambhara Sangraha""***. (Ca Su 15/5).

MEDICAMENTOS UTILIZADOS PARA VAMANA

Dividem-se essencialmente em duas secções principais, a saber

(A) VAMANA DRUGS:

As drogas Vamana são as drogas que iniciam ou produzem o ato de vomitar, por exemplo, Madanaphala.

(B) MEDICAMENTOS VAMANOPAGA:

Os medicamentos Vamanopaga são os medicamentos de apoio ao procedimento de vómito, que ajudam a prosseguir o ato de vomitar, por exemplo, leite, sumo de cana de açúcar, yashtimadhu phanta. Os medicamentos Vamanopaga são os medicamentos utilizados para "Akanthapana".

PACHANA:

Objetivo*;*

diz Charaka,

(1) Se o medicamento Samshodhana for tomado na condição de Ajirna, conduzirá a Vibandha e Glani. Por outro lado, produzirá Samyaka Shodhana na ausência de Ama. (Ca. si. 6/14).

(2) Vagbhata também opinou que se alguém tentar remover os dosas na presença de Ama por Samshodhana, eles destruirão o corpo (A. H. Su. 13).

PROCEDIMENTO:

Por isso, antes de Snehapana, deve ser efectuado o Karma Pachana. Medicamentos como o trikatu churna são utilizados para o objetivo do pachana.

SNEHAPANA:-

"Horário do Vardhamana Matra". Este padrão é praticamente seguido para Snehapana.

Hora: Relativamente à hora de administração de Snehanapana, todos os autores são unânimes em defendê-lo ao **romper do dia, ou seja, à luz do amanhecer.** Sneha deve ser tomado nesta altura, quando a dieta da noite anterior estiver completamente digerida e não houver sensação de apetite para a refeição seguinte. (A. H. Su. 16/18).

SNEHANA:

xlÉWÉ AÌlÉsÉ WÎliÉ qÉSl MüUÉÌiÉ SWl qÉs|ÉlÉÉ ÌuÉÌlÉWÎliÉ xÉ...iqÉ ||

..........(cÉ.ÍxÉ.1/3)

Sushruta tem outra opinião, que diz que Samsodhana instituído sem Oleação e Fomentação destruirá o corpo facilmente como a madeira seca.

xlÉWl xuÉSÉuÉlÉÉprÉÉxrÉ rÉxiÉxÉqÉzÉÉkÉlÉ ÌmÉoÉiÉ |

SÉÂ zÉwMüÍqÉuÉlÉÉqÉ SWxiÉxrÉ ÌuÉÍzÉrÉiÉ ||

..........(xÉ.ÍcÉ.33)

Assim, para prevenir o corpo de afecções perigosas produzidas devido a Samsodhana, deve-se fazer Oleação e Fomentação.

SUÉCIA :

ÎxlÉakÉxrÉ xÉoqÉ¤ÉrÉlÉzÉ sÉÏlÉ xuÉSxiÉ SÉwÉ lÉrÉÌiÉ SuÉiuÉqÉ ||

............(cÉ.ÍxÉ.1/7)

Cakrapani, ao elaborar Snehana e Swedana, afirma que Abhayanaga deve ser feito juntamente com Svedana durante dois ou três dias, ou seja, no dia em que Snehapana é concluído, no dia do intervalo e no dia em que Vamana deve ser administrado. Charaka afirma que Swedana liquefaz a matéria mórbida, que está presa nos canais minúsculos do corpo da pessoa que foi submetida à terapia de oleação.

REGIME DIETÉTICO:

Pode ser classificado nos 3 grupos seguintes.

(A) Dieta durante os dias de Snehapana:

i) Durante o Snehapana, a pessoa é aconselhada a fazer uma dieta de propriedades Drava (líquido), Usna (quente) e *Anabhisyandi* em quantidade adequada. A comida não deve conter material demasiado untuoso. Também não deve conter artigos que tenham a propriedade de provocar qualquer outra dosa. (A.H. Su. 16/24,25).

ii) A pessoa deve ser aconselhada a consumir água morna sempre que necessário

(B) *Dieta da noite anterior de Vamana :*

i) A carne dos animais de origem *Gramya, Anupa* e *Audaka* (Ca. Si.1/8-9)

ii) Os artigos feitos de leite (Ca. Si. 1/8-9)

iii) Sésamo, grama preta, coalhada, leite, jaggery, peixes, sopa de carneiro, etc. (A.H.Su. 16)

iv) Artigos acima + arroz *Sali* (A. D. em A. H. Su. 16)

(C) *Dieta apenas anterior ao Vamana Karma:*

Koshtha:

Todos os acaryas defendiam que

i) A pessoa deve estar de estômago vazio (Nirannam, Ca. Ka. 1).

ii) A dieta feita na noite anterior deve ser digerida corretamente antes de ir para Vamana. (A. H. Su. 18/9).

iii) Se a pessoa for fraca, idosa, de tenra idade, medrosa, então pode administrar-se o mesmo alimento antes do medicamento (A. H. Su. 18/10-12).

Artigos alimentares antes de Vamana:

Yusa misturado com *Ghrita* pode ser dado, *Ikshurasa, Leite, Mamsarasa, Madya, Tusodaka,*

Yavagu, Manda em relação à condição da pessoa (A.D. em A.H. Su.18/10-12).

MANASOPACHARA :

Objetivo :

i) Vamana é o procedimento que depende muito mais da força mental da pessoa.

ii) O processo decorre com fluidez quando a pessoa está satisfeita com as várias dúvidas que tem sobre o procedimento e preparada mentalmente para o mesmo. Este procedimento pode ser dividido em três secções.

(A) Aconselhamento antes de vamana

(i) Atualmente, há uma impressão errada sobre o procedimento de Vamana, pois as pessoas já têm muita informação errada recebida de outras pessoas. Por isso, o aconselhamento mental por parte do médico tem muito mais importância.

(ii) Antes do Vamana, a pessoa deve ser instruída pelo médico sobre o Snehapana, o Svedana, o regime alimentar, a administração dos medicamentos Vamana e Vamanopaga.

iii) Deve ser informado sobre todo o processo e compreender corretamente cada etapa e os seus benefícios, o que o encorajará.

(B) Preparação da pessoa antes de vamana:

(i) Charaka aconselhou a realização do procedimento sob uma Constelação, um Dia, um Karana e um Muhurta auspiciosos. Diz também que, antes de Vamana, Vaidyaraj deve efetuar "Svastivacana". A pessoa deve ser santificada com bênçãos sagradas. Para o efeito, deve adorar a divindade, o Fogo. Encorajou a pessoa a tomar um banho completo, a ungir o corpo com várias essências, a usar uma grinalda e panos não rasgados.

Capítulo 4

PRADHANA KARMA:-

O Pradhana Karma começa a partir do período de administração oral do medicamento Vamana e termina com a ocorrência de "Samyaka Laksana". Antes de administrar o karma de vamana à pessoa, o Sistik Mangal Vaachan é realizado num

"oÉqW SoÉÉÎvuÉÂSilSipÉcÉlSÉMüÉìlÉsÉÉA lÉsÉÉ: |
GwÉrÉ:xÉÉwÉÍkÉaÉÉqÉÉ pÉiÉxÉlbÉÉ¶É mÉÉliÉ uÉ: ||
UxÉÉrÉlÉÍqÉuÉÎwÉlÉÉqÉ AqÉUhÉÉÍqÉuÉÉqÉiÉqÉ |
xÉkÉuÉÉ¨Éq|lÉ|aÉÉlÉÉ pÉwÉerÉÍqÉSqÉxiÉ iÉ ||
Á lÉqÉÉ pÉaÉuÉiÉ pÉwÉerÉaÉUuÉ uÉSirÉmÉpÉUÉeÉÉrÉ |
iÉjÉaÉiÉÉrÉÉWiiÉ xÉqrÉMü xÉqoÉ®ÉrÉ | iÉ±jÉÉ |
Á pÉwÉerÉ pÉwÉerÉ qÉWÉpÉwÉerÉ xÉqÉªiÉ xuÉWÉ ||"

ambiente auspicioso. ....(uÉÉ.xÉ.18/16)

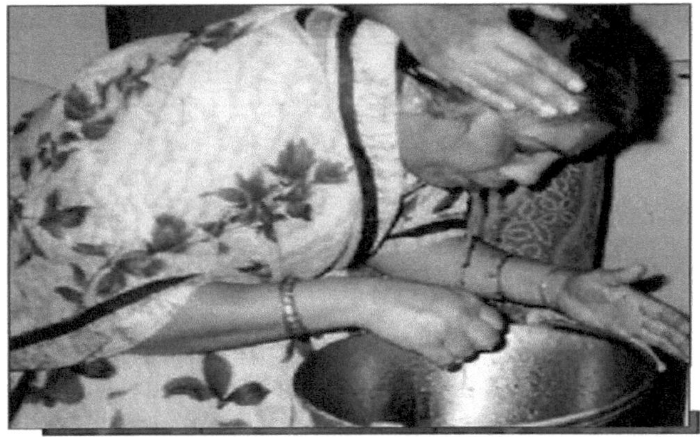

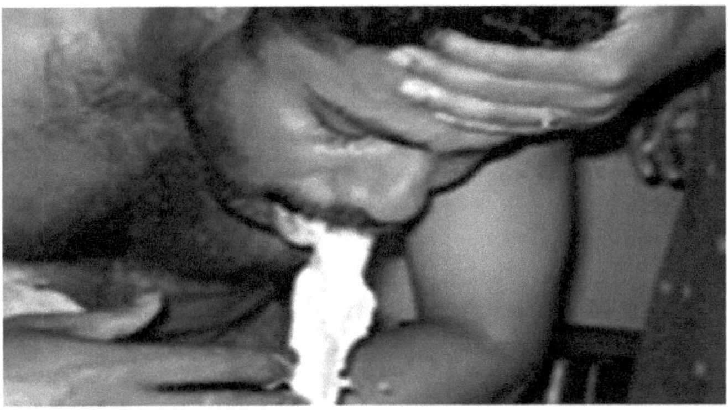

PESSOAS SUBMETIDAS AO PROCEDIMENTO VAMANA

ADMINISTRAÇÃO DE MEDICAMENTOS VAMAKA :

(A) ESTÔMAGO CHEIO:

Agora, pede-se à pessoa que tome os medicamentos Vamanopaga mencionados anteriormente até ficar com o estômago cheio. Praticamente, hoje em dia, o leite, o sumo de cana-de-açúcar ou o yashimadhu phanta são usados como medicamentos vamnopaga. Lehya Madanaphala pippali deve ser administrado juntamente com Saindhava (sal de rocha), Madhu (Mel) (Cha. Ka.1/14).

(B) OBSERVAÇÃO DURANTE O VAMANA KARMA:

Após a administração do medicamento Vamana, a pessoa deve ser observada cuidadosamente durante um Muhurta (48 minutos). Os sintomas expressos pela pessoa ajudam o vaidya a avaliar a progressão (das actividades dos dosas) no corpo da pessoa. Isto também pode ser entendido da seguinte forma.

(C) DURANTE O ACTO DE VOMITAR:

Susruta afirma que quando a salivação começa, a pessoa deve ser instruída a sentar-se numa posição confortável. (Su. Ci. 33/7) Os amigos íntimos cuja presença não crie qualquer perturbação na psique da pessoa devem ser autorizados a ficar perto do assento da pessoa (Ca.Su. 15/11). Para recolher o vómito, deve ser preparado um recipiente. Agora a pessoa deve ser instruída para vomitar sem grande esforço. A vontade pode ser excitada abrindo bem os lábios, o palato, a garganta e curvando ligeiramente a parte superior do corpo. A ânsia adormecida pode ser excitada fazendo cócegas na garganta com dois dedos bem cuidados ou com talos de lírio azul, lótus noturno ou nenúfar branco (Ca. Su. 16/12). Durante o ato de emese, quando o vómito está a ser expelido, a testa e o peito da pessoa devem ser segurados pelo amigo ou enfermeiro. A região umbilical da pessoa deve ser pressionada e as costas da pessoa devem ser massajadas suavemente. A direção desta massagem suave das costas com as mãos deve ser no sentido de baixo para cima, ou seja, "pratiloma" (A. S. Su. 27/14).

CRITÉRIOS DE AVALIAÇÃO DE VAMANA:

1) Critérios Vaigiki:

Vamana Karma com o Suddhi em Vega que se projecta em números de 4, 6, 8 é considerado como "Vaigiki Suddhi".

2) Critérios Maniki :

Maniki Suddhi é definido como o Suddhi, no qual as proporções de Hina, Madhyama, Uttama Suddhi são 1, 1 % e 2 Prastha, respetivamente.

3) Critérios Laingiki :

Os sinais e sintomas apresentados em "Samyaka Laksana" podem ser considerados como "Critérios de Laingiki". Depois de resolver as várias opiniões, conclui que os sintomas apresentados em Samyaka Yoga devem ser reconhecidos como Laingiki Shuddhi.

4) Critérios Aantiki :

Kapha seguido de pitta é denominado pittantik vamana e pode ser considerado como antiki shuddhi.

Capítulo 5

PASHCHATA KARMA:-

DHUMAPANA :

Charaka afirmou que depois do Samyaka Vamana, a pessoa é aconselhada a inalar a boca, as mãos e os pés, e depois a descansar durante uma Muhurta [Ca. Su. 15/14].

"Pariharya Visaya" (Restrições dietéticas e comportamentais)

Após Vamana Restrições de comportamento (Ca. Su. 15/15) :

(i) Devem ser evitados os discursos em voz alta, ficar sentado numa posição durante muito tempo, ficar de pé numa posição durante muito tempo e fazer longas caminhadas.
(ii) Exposição ao frio ou calor excessivos ou ao orvalho, exposição direta a ventos fortes, viagens longas, insónias durante a noite, sono durante o dia, retenção de fortes impulsos ou provocação de impulsos.

Regime dietético :

Dietas Viruddha, dieta durante o estado de Ajirna, dieta Apathya, refeições a horas erradas, dietas Pramita, dieta excessiva, dieta reduzida, dieta pesada, dieta Vishama devem ser evitadas.

Actividades mentais :

Também se deve evitar a raiva excessiva ou a depressão excessiva.

Samsarjana Krama :

O Samsarjana Krama a ser planeado baseia-se no tipo de purificação feita pelo vómito, ou seja, para Avara Suddhi, Madhyama Suddhi e Hina Suddhi, é de 3 dias, 5 dias e 7 dias, respetivamente [Ca. Su. 15/6].

Capítulo 6

- INDICAÇÕES DE VAMANA:

zÉuÉÉxiÉ uÉqrÉ: ÌuÉzÉuÉÉxiÉ .....

.......(cÉ.ÍxÉ.2/10)

1) Em Bahudoshavastha.

2) Agravamento de Kapha nos locais próprios.

   J Kapha com pitta.
   J Pitta que reside nos locais de Kapha.
   J Aumento excessivo de Kapha.

3) Doenças que esperam shodhana.

4) Doenças com Kapha uttklesha.

INDICAÇÕES DE VAMANA/ VAMANARHA

Sr.No.	Indicações	Ch.	Su	A.H	A.S	Ka.S	Bh.S	Sa.S	C.D
01	Pinasa	+	+	+	-	-	-	+	-
03	Kushta	+	-	+	+	-	-	+	-
04	Sisa	+	+	+	+	+	-	+	-
05	Kasa	+	+	+	+	+	+	+	-
06	Rajayaksma	+	+	+	+	-	-	-	-
07	Galagraha	+	-	-	+	+	-	-	-
08	Galaganda	+	-	-	+	+	-	-	-
09	Prameha	+	-	+	+	+	-	+	-
10	Mandagni	+	+	-	+	-	-	+	-
11	Virudhajirna	+	+	-	+	+	-	+	-
12	Visucika	+	-	-	+	+	-	-	-
13	Alsaka	+	-	-	+	+	-	-	-
14	Vishapita	+	+	+	+	+	+	+	+
15	Adhaga	+	+	+	+	+	-	-	-

16	Hrillasa	+	+	+	+	+	-	+	-
17	Aruchi	+	+	+	+	+	-	+	-
18	Avipaka	+	-	-	+	-	-	-	-
19	Apachi	+	-	+	+	-	-	+	-
20	Granthi	-	-	+	+	-	-	-	-
21	Apasmara	+	+	+	+	-	+	+	-
22	Unmada	+	+	+	+	-	-	+	-
23	Atisara	+	+	+	+	+	-	+	-
24	Pandu	+	+	-	+	-	+	-	-
25	Mukhapaka	+	+	+	+	-	-	-	-
26	Stanya dusti	+	+	+	+	+	-	+	-
27	Arbuda	-	-	+	+	-	-	+	-
28	Vidarika	-	+	-	-	+	-	+	-
29	Medaroga	-	+	+	+	-	-	+	-
30	Hridroga	-	+	-	-	+	+	+	-
31	Visarapa	-	+	+	+	-	+	+	-
32	Cittavibhrams	-	+	-	-	-	-	-	-
33	Vidradhi	-	+	-	-	-	-	-	-
34	Kanthapaka	-	+	-	-	-	-	-	-
35	Karnasrava	-	+	-	-	-	-	+	-
36	Adhi Jihwika	-	+	-	-	-	-	+	-
37	Galasundhika	-	+	-	-	-	+	+	-
38	Viddha	+	-	-	+	-	+	-	-

39	Kaphadhikya	+	+	+	+	+	+	+	+

CONTRA-INDICAÇÕES DE VAMANA/ VAMANA ANARHA

Aufqrtfx jfufit ....(cf.lxf.2/8)

Sr.No.	Contra-indicações	Ch.	Su.	A.H.	A.S.	Ka.S.	Bh.S.	S.A.	C.D.
01	Ati Bala	+	+	+	+	+	-	+	-
02	Ati Vriddhua	+	+	+	+	-	+	+	-
03	Atisthula	+	+	+	+	+	+	+	+
04	Atikrisha	+	+	+	+	+	+	+	+
05	Sukumara	+	-	-	+	+	+	-	-
06	Ksyama	+	-	-	-	-	-	-	-
07	Durbala	+	+	+	+	-	+	-	-
08	Sranta	+	+	-	+	-	-	-	-
09	Ksudhita	+	+	+	+	-	-	+	-
10	Pipasita	+	+	+	+	+	-	-	-
11	Karmahaa	+	-	-	-	-	+	-	-
12	Bharavahaka	+	-	-	+	-	-	-	-
13	Upavasita	+	-	-	+	-	-	-	-
14	Maithuna	+	-	-	+	-	-	-	-
15	Adhyayanahata	+	-	-	+	-	-	-	-
16	Garbhini	+	+	+	+	+	+	+	-
17	Vyayama Prasakti	+	-	-	+	-	-	-	-
18	Chinta Prasareta	+	-	-	+	-	-	-	-
19	Sambrita Kostha	+	+	-	+	-	-	-	-
20	Duscardana	+	+	+	+	+	-	+	-
21	Ksataksina	+	+	+	+	+	-	+	+
22	Kirmi Kostha	-	+	+	+	+	-	+	+
23	Urdhva Raktapitta	+	+	+	+	+	-	+	+
24	Urdhava vata	+	+	+	+	-	-	-	-
25	Asthapita	+	+	+	+	+	-	+	-
26	Anuvasita	+	+	+	+	+	-	-	-
27	Hridroga	+	+	+	+	-	-	-	-

28	Udavarta	+	+	+	+	-	-	+	-
29	Mutraghata	+	+	+	+	-	-	-	-
30	Pliha Roga	+	+	+	+	+	-	-	-
31	Gulma	+	-	+	+	+	-	+	+
32	Udara	+	+	+	+	+	-	+	+
33	Asthila	+	+	+	+	-	-	-	-
34	Timira	+	+	+	+	-	-	+	+
35	Sankhaka	+	+	-	+	-	-	-	-
36	Sirashula	+	-	-	+	+	-	-	-
37	Kamakala	+	-	-	+	+	-	-	-
38	Arsa	-	-	+	+	-	-	-	-
39	Parvasula	-	-	+	+	-	-	-	-
40	Nitya roga	-	-	-	-	-	-	-	-

SAMYAKA YOGA LAKSHANA DE VAMANA KARMA:-

Sr.No.	Lakshana	Ch.	Su.	A.H.	A.S.	Bh.	Sa.Sam
1.	Couve Pravriti	+	-	+	-	-	-
2.	Eliminação de Kapha, Pitta e Vata, respetivamente	+	+	+	-	-	-
3.	Svayam Avasthana	+	+	+	-	-	-
4.	Hridaya Shuddhi	+	+	+	-	+	+
5.	Parsava Shuddhi	+	-	-	-	-	-
6.	Murdha Shuddhi	+	+	-	-	-	+
7.	Srotas Shuddhi	+	-	-	-	+	-
8.	Laghuta	+	+	-	+	+	+
9.	Karsya	+	-	+	+	-	-
10.	Indriya Shuddhi	+	-	-	-	-	-

11.	Daurbalya	+	-	-	+	-	-
12.	Kantha Shuddhi	-	+	-	+	-	+
13	Kapha S amsrava	-	+	-	-	-	-
14.	Anati Mahati Vyatha	+	-	+	+	-	-
15.	Jathkala Kshudha	-	-	-	-	+	-
16.	Jathkala Pipasa	-	-	-	-	+	-
17.	Jathagnita	-	-	-	-	+	+
18.	Ashyavairasyavaba	-	-	-	-	+	-
19.	Ashya Shuddhi	-	-	-	-	+	-

ATIYOGA LAKSHANA DE VAMANA KARMA:-

iÉwhÉEqÉÉWiqÉcNÉÏ IÉsÉMüÉEuÉÏ IÉSÉoÉsÉÏSWÏ IÉuÉEqÉIÉÏ iÉ cÉ xrÉÉiÉ ......(cÉ.ÍxÉ.1/16)

N.º Sr.	Lakshana	Ch.	Su.	A.H.	A.S.	Bh.	Sa.Sam
1.	Phenila Vamana	+	-	+	-	-	-
2.	Rakta Candrikayukta	+	-	+	-	+	+
3.	Trisha	+	-	+	+	+	+
4.	Moha	+	+	+	+	-	-
5.	Murccha	+	+	-	+	+	-
6.	Vata Prakopa	+	-	+	+	-	-
7.	Nidra hani	+	-	-	+	+	-
8.	Bala hani	+	-	+	+	-	-
9.	Hrit Pida	-	+	-	-	-	-
10	Kanth Pida	-	+	+	-	+	+

11	Tamah Pravesha	-	-	+	-	+	-
12.	Bhrama	-	-	+	-	-	-
13.	Pittati Yoga	-	+	-	-	-	-
14.	Daha	-	+	+	-	-	-
15.	Udgaradhikya	-	-	-	+	+	+
16.	Hikka	-	-	-	+	-	+
17.	Hanustambha	-	-	-	+	+	+
18.	Mrityu	-	-	+	-	-	-
19.	Visagnata	-	+	-	-	+	+

AYOGA LAKSHANA DE VAMANA KARMA :-

xrÉÉcdsÉwqÉlÉ¨ÉÉlÉsÉxÉqÉlÉMüÉlÉ: xÉÉSxiÉjÉÉAalÉaÉÂaÉÉ§ÉiÉÉlÉiÉzrÉÉrÉ iÉlSÉ iÉjÉÉ
cNÌSÉUUÉcÉMü¶É uÉiÉlÉsÉÉqrÉ lÉ cÉ SÌuÉÉU£ü ||

.......(cÉ.ÌxÉ.1/18)

Sr.No.	Lakshana	Ch.	Su.	A.H.	A.S.	Bh.	Sa.Sam
1.	Apravritti	+	-	-	+	-	-
2.	Apenas Ausadha Pravritti	+	-	+	+	-	-
3.	Vega Vibandha	+	-	+	+	-	-
4.	Hridya Avishuddhi	+	+	+	+	-	-
5.	Srotas Avishuddhi	+	-	-	-	-	-
6.	Guru gatrata	+	-	-	+	-	-
7.	Sphota	+	-	-	+	-	-

8.	Kandu	+	+	+	+	-	+
9.	Kapha Praseka	+	+	+	+	-	+
10.	Jvara	-	+	+	+	-	-
11.	Kotha	+	-	+	+	-	+

HINAYOGA DE VAMANA KARMA:-

S¶ÉÌSiÉ xTüÉOûMüMüÌhQû ¾ûiZÉÉÌuÉzÉÎ®ÉåÅÆÉÉ§ÉiÉÉ cÉ |

.......(cÉ.ÍxÉ.1/16)

VYAPADAS DE VAMANA:-

.......(cÉ.ÍxÉ.6/30)

A pessoa a quem Snehana e Svedana foram executados corretamente, se o medicamento Vamana for administrado na dose correcta com concentração da mente, o Samyaka Yoga de Vamana será produzido (Ch. Si. 6/10). Mas as hipóteses de complicações não podem ser excluídas porque podem ocorrer devido à falha de qualquer um dos Chatuspada, ou seja, médico, medicamento, enfermeira e pessoa (Ch.Si. 6/30)As complicações do Vamana descritas por Charaka (Ch. Si 6/30) são: (1) Adhmana, (2) Parikartika, (3) Srava, (4) Hridgraha, (5) Gatragraha, (6) Jivadana, (7) Vibhransha, (8) Stambha, (9) Upadrava e (10) Klama. Estes Vyapada também podem ser divididos em dois grupos com base nas suas causas, ou seja, devido a Ayoga e Atiyoga. Ayoga de Vamana é responsável pelas complicações como Adhamana, Srava, Hridgraha, Gatragraha, Klama e Kandu, Jivadana, Parikartika e Vibhramsa (Sangyabhramsa) são causadas devido a Atiyoga. (Ch. Com. Ch. Si. 6/29-30).

Sushruta descreveu quinze Vyapadas (Su.Ch 34/3). São elas: (1) Adhogati de Vamana (2) Savaseshausadha, (3) Jirna Ausadhatva (4) Hina Dosha Aphrtatva (5) Vatashula (6) Ayoga (7) Atiyoga (8) Jivadana (9) Adhamana (10) Parikartika (11) Paristrava (12) Prahavika (13) Hridayopasarana (14) Vibandha e (15) Anga Pragraha. Dalhana mencionou que Kanthaksanana, Sleshmapraseka e Shuska Udgara devem ser tomados em vez de Parikartika, Parisrava e Pravahika, respetivamente, para Vamana Vyapads (Dal. comtr. Su. Chi. 34/16-18).

Capítulo 7

REVISÃO DE VAMANA DRAVYA

Os medicamentos desempenham um papel fundamental na cura das doenças. Assim, sem o seu conhecimento, um médico nunca poderá curar uma doença. Por isso, o acharya Charaka incluiu-a no "chatushpada".

A. MEDICAMENTO UTILIZADO NO PURVAKARMA DE VAMANA:

1) Trikatu Choorna dravyas: Os ingredientes são shunti, Maricha e Pippali.
2) Panchatikta Ghrita e dravyas : Para Siddhi de Ghrita, Kalka & kwatha de pancha tikta dravya i.e. Guduchi, Nimba, Patola, Vasa, Kantakari foram usados e ghrita é preparado.
3) Tila Taila e murchana dravyas: Para Murchana de Taila, Kalka & kwatha de Amalaki, Bibhitaki, Haritaki, Manjishta, Lodhra, Musta, Ushir, Haridra é utilizado Abhyanga.
4) Dashamuladi kwatha dravyas: Para Sarvanga swedana é utilizado o dashamuladi kwatha. Contendo Bilwa, Agnimantha, Shonaka, Patala, Gambhari, Brihati, Kantakari, Gokshura, Shaliparni, Prishniparni.
5) Trikatu choorna é usado como medicamento pachana para amapachana e para aumentar o Agni do paciente mahatikta ghrita é selecionado para snehapana karma
6) Como purva karma de vamana Murchita Tila taila utilizado para snehana karma

I. DESCRIÇÃO DOS MEDICAMENTOS UTILIZADOS NO PANCHATIKTA GHRITA :

(1) Nimba:

Nome Botânico : Azadiracta indica
Família : Meliaceae.
Sinónimos : P ichumarda, Arishta
Nome inglês : Árvore de Margosa.
Gana : Kandughna, Tikta Skandha , Vamana (Ch.), Aragvadhadi, Guduchyadi, Lakshadi (Su.)
Parte utilizada : Tvak
Propriedades :
Rasa : Tikta, Katu
Guna : Laghu
Virya : Shita
Vipaka : Katu
Doshaghnata: Kapha Pittashamaka.

Constituintes químicos: A casca contém Margosina, Nimbidina, Nimbina, Nimbinina, Nimbesterol, Óleo volátil e Tanino. As sementes contêm 33% de óleo, Nimidon, ácido oleico, ácido linoleico, ácido palmítico, ácido esteárico, ácido arúcidico, ácido lignocévico. O óleo de neem contém 0,427 % de enxofre

Ação e utilizações: Kandughna , Krimighna, Kushthaghna, Mehahara, Raktadoshahara

(2) Guduchi:

Nome Botânico : Tinospora cordifolia
Família : Menispermáceas
Sinónimos : Amruta, Madhuparni
Gana : Vayasthapana, Dahaprashamana, Triptighna (Ch.), Guduchyadi, Patoladi (Su.)
Parte utilizada : Panchanga
Propriedades :
Rasa : Tikta, Kashaya, Katu
Guna : Guru
Virya : Ushna
Vipaka : Madhura
Doshaghnata: Tridoshaghna.

Constituintes químicos : O caule e as folhas contêm Tinosporina, Tinosporida, Corditolida, Tinosporina, Ácido Tinospórico, Corditol e Tinosporol. A berberilina e um composto cristalino também foram registados. As folhas são ricas em cálcio e fósforo.

Ação e usos: Balya, Rasayana, Deepana, Sangrahi,
Pittasaraka, Jvarahara, Vishaghna, Tvakadoshahara, Krimighna, Mehahara

(3) Patola:

Nome botânico : Trichosanthes dioiCha

Família : Cucurbitaceae.

Sinónimos : T ikta

Gana : Triptighna, Trishnanigrahana (Ch.) Patoladi, Aragvadhadi (Su.)
Parte utilizada : Folhas

Doshaghnata : Tridoshaghna.

PropriedadesRasa : Katu , Tikt a

Guna : Laghu, Snigdha

Virya : Ushna

Vipak : katu

Componentes químicos : Contém proteínas, gorduras, hidratos de carbono e

Cálcio, fósforo, ferro, vitamina A e C, saponina, fitosterol, princípio amargo

glucósido, óleo fixo, óleo volátil, tanino, lentriacontoune, chalocynth.
Ação e utilizações: Deepana, Jvarahara, Dahahara, Varnya, Kandughna, Kushthaghna, Raktadoshahara.

(4) Vasa:

Nome Botânico : Adhatoda vasica
Família : Acanthaceae.
Sinónimos : Sinhasya, Vajidanta, Atarunishaka

Nome inglês : Noz de Malabar
Gana : Guduchyadi Varga (B.P.), Tikta Skandha (Ch.)
Peça utilizada : Folhas
Propriedades: Rasa : Tikta , Kashaya
Guna : Laghu
Virya : Shita
Vipaka : Katu
Doshaghnata: Kapha-Pittaghna

Constituintes químicos : Dois alcalóides essenciais vasicina e o seu produto oxidado vasicinona foram isolados das folhas. As folhas são ricas em vitamina C, caroteno e também betaína, um óleo essencial, gorduras, resinas, açúcar, mucilagem, ácido adhatódico - um tipo amarelo, Tritriacontone e um B -sitosterol.

Ação e utilizações : Kasahara, Raktapittahara, Kshyahara, Kushthaghna, Jvaraghna, Vantihara, Kamalahar, Shulahara

(5) Kantakari:

Nome Botânico : Solanum surattense
Família : Solanaceae.
Sinónimos : Nidigdhika, Kshudra
Nome inglês : Sombra nocturna de bagas amarelas.
Gana : Shothahara, Angamarda Prashamana, Kanthya, Hikkanigrahana (Ch.), Brihatyadi, Varunadi (Su.),

Peça utilizada
Propriedades :

: Panchanga
Rasa : Tikta , Katu
Guna : Laghu, Ruksha, Tikshna
Virya : Ushna
Vipaka : Katu
Doshaghnata: KaphaVata Shamaka

Constituintes químicos: Encontram-se alcalóides glicosilados denominados Saponina, alcalóides Solaorpin e Charpesterol.

Ação e utilizações	: Deepana, Pacana, Shothahara, Jvaraghna, Shvasahara, Pinasahara, Krimighna.

(6) Ghruta :

Nome latino	: Butyrum Deparatu		
Gana	: Madhura Skandha		(Cha.)
Propriedades	: Rasa	: Madhura	
	Guna	: Snigdha, Guru	
	Virya	: Shita	
	Vipaka	: Katu	
	Doshaghnata:	Tridoshaghna	

Constituintes químicos do Ghee de vaca: Triglicéridos, Diglicéridos, Monoglicéridos, Glicéridos cetoácidos, Glicerilestes, Ácidos gordos livres, Esteróis fosfolípidos, Vitamina A, D, E e K.
Ação e utilizações : Rasayana, Vajikara, Rasavardhaka, Svarya, Varnya. Aumenta Oja, Medha, Smriti, Agni e Indriyabala. É útil em Bala, Vriddha, Abala e Kshnina.

ACÇÃO FARMACOLÓGICA DA GHRUTA :

Contém aproximadamente 8% de ácidos gordos saturados inferiores, o que o torna facilmente digerível. Estas são as gorduras mais comestíveis e não se encontram em nenhum outro óleo ou gordura comestível. Contém também vitaminas, em que as vitaminas A e E são antioxidantes e são úteis na redução dos corpos cetónicos, úteis na prevenção de lesões oxidativas no crescimento do corpo humano.

Durante a preparação do G hee, a proteína caseína é removida. Estudos em animais mostraram que a caseína aumenta o colesterol. O Ghee resiste à deterioração por microorganismos ou ação química. O ponto de fusão do Ghee é de 35 C., que é inferior à temperatura normal do corpo humano. O seu coeficiente de digestibilidade ou taxa de absorção é de 96%, o mais elevado de todos os óleos e gorduras.

A maioria das preparações ayurvédicas é feita com Ghee. A digestão, absorção e entrega a um sistema de órgãos alvo são cruciais para obter o máximo benefício de qualquer formulação. Uma vez que os ingredientes activos são misturados com Ghee, são facilmente digeridos e absorvidos. A natureza lipofílica do Ghee facilita a entrada da formulação na célula e a sua entrega ao mitocôndrio, ao microssoma e à membrana nuclear. No processo de avaliação das actividades dos compostos naturais, verificou-se, através de investigação sofisticada, que quando as ervas são misturadas com Ghee, a sua atividade e utilidade são potenciadas muitas vezes.

GHRUTA SIDDHI:-

mÉOÉsÉxÉmiÉcNÌSÌlÉqoÉuÉÉxÉÉ TüsÉÉl§ÉMüÉÎcN³ÉÂWûÉluÉmÉYuÉqÉ |

iÉimÉcrÉÉliÉ£Ñ bÉiÉqÉÉzÉ WûÎliÉ Ì§ÉSÉwÉluÉxTüÉOÌluÉxÉmÉMüWhQ ||

......(pÉ. U. 38/19)

Conteúdo Proporção

Panchatikta Kalka	:	1 parte
Shuddha Ghrita	:	4 parte
Panchatikta kwatha	:	16 parte

Ghruta e taila siddhi são feitos com os métodos clássicos de Acharya Sharangdhara em rasashstra departamento da faculdade.

1. Shunthi:

Nome Botânico : Zingiber offionale

Família : Zing ibe raceae.

Sinónimos : Dryginger, Shunti, Mahous hadha, Vishvabhaishaj Shringver

Gana : Triptighana, Dipaniya, Arshaghna, Sulaprashamana, trishmani ghrahana, Pippalyadi, Trikatu, Trishnanigrahana (Ch.) Patoladi, Aragvadhadi (Su.)

Peça utilizada : Rizoma

Propriedades : Laghu, Snigdha

Rasa : Katu , Tikta

Guna : Laghu, tikshna

Virya : Ushna

Vipak : Madhura

Doshaghnata: Kapha, Vata shamala.

2. Maricá:

Nome Botânico : Piper Nigrum

Família : Piperaceae

Sinónimos : Pimenta preta, Vellaja, Krishna, Ushna, Suvrit

Gana : Dipaniya, Shula prashamana, krimighna, Shirovirec hana, Pippalyadi, Trikatu

Peça utilizada

: Fruta
Rasa : Katu
Guna : Laghu, Tikshna
Virya : Ushna
Vipak : Katu
Doshaghnata: Kaph avata shamala.

3. Pippali:

Nome Botânico : Piper Nigrum

Família : Piperaceae

Sinónimos

: Pimenta de L ong, Pippali, Maghdhi, Vaidehi, Krishna, Kana, Chapala, Tikshna tandula, Ushna, Upkulya, Sondi, Kala

Gana

: Dipaniya, Kasahara, Hikkanigr ahana, Vamana, Triptighna, Shirovirechana

Peça utilizada

: Fruta

Rasa : Katu
Guna : Laghu, Snigdha, Tikshna
Virya : Anushna shita
Vipak: : Madhura
Doshaghnata: Kaphavata shamala

TAILA:- TILA TAILA

Nome botânico Família
Nome inglês Parte
utilizada Sinónimos Rasa
Guna
Virya Vipaka
Doshaghnata

: Sesamum indicum
: Pedaliaceae
: Sésamo
: Semente
: Óleo de teel, óleo de gingela
: Madhura, Koshaya, Tikta
: Guru, Snigdha
: Ushna
: Madhura
:Tridoshaghn

III. PROPRIEDADES DAS DROGAS DE MURCHIT TILA

Farmacodinâmica

-

Componentes químicos:

Gordura -43.56%,
Humidade - 4,1 a 6,5%,
Proteína - 16,6 a 26,4%,
Fibras - 2,9 a 8,6%,
Hidratos de - (9,1 a 25,2%),
carbono - 4,1 a 7,4%,
Minerais -(1,06 a 1,45%),
Ca - (0.47 - 0.62%),
P

Vitamina A, vitamina B, vitamina C, sesamina alcalina, sesamalina.

Acções e utilizações:

É Balya, Keshya, Twachya, Dantya, Agniprada, Pachana, Vrinahar, Netrya, Mamsadhatu pustika, Pramchahara, etc. **PROPRIEDADES DAS DROGAS DE MURCHIT TAILA-1**

Nome do medicamento	Botânica Nome	Família	Sinónimo
Amalaki	Emblica officinalis	Euphorbiaceae	Dhatri, Shriphal, Amruta, Shiva, Avala,
Bibhitaki	Terminalia belerica	Combrataceae	Karshaphala, Aksha, Samvarta, Tila Pushpak, Behada
Haritaki	Terminalia chebula	Combrataceae	Abhaya, Pathya, Shiva, Chetana, Rohini, Putana, Amruta, Pranada, Kayastha, Vijaya, Nandini, Medhya, Pachani, Hirda
Manjishta	Rubia cardifolia	Rubiáceas	Viksa, Yojanavalli, Rakta, Samanga, Rohini, Tamravalli, Vastrara Njini, Raktapushpi.
Lodhra	Symplocos raça mosa	Symplocaceae	Shtula Valkala, Tilwa, Shambar, Galav, Kramuk, Jirna Patra, Rodhra, Shuk, Marja Nashaba Rapadapa, Hastilodhrak

Mustak	Cyperus rotundus	Cyperaceae	Vaarida, Jalada, Ambuda, Ghana, Nagarmusta, Shishira, Jimuta, Megha, Neerada, Kachcha Ruha, Kalapini, Nagarmotha
Ushir	Vetiveria zizaniodis	Gramíneas	Nalada, Amranaal, Samgandhak, Jalais, Varitara, Sugandhik, Gandhadya, Veerta ra, Bahumulak, Vala
Haridra	Curcuma longa		Kanchani, Nisha, Varavarni, Gauri, Krumighna, Yoshi Tapriya, Hattavila Sini, Halada

Droga e Gana	Parte Usado	Rasa	Guna	Virya	Vipaka	Doshagnata
Amalaki Amlaki V aysthapana, Virechanopag, Triphala, Parushakadi.	Phala	Lavan rahit Pacha rasa Amla pradh an	Laghu, Ruksha	Sheeta	Madhu ra	Tridoshaghn Especialmente Pitta Shamak
Bibhitaki Jwarahara, Virechanopag, Triphala, Mustadi	Phala	Kash aya	Guru, Ruksha	Ushna	Madhu ra	Kapha-pittaghna
Haritaki Ttiphala, Amlakyadi, Parushakadi, Prajastapana, Jwaraghna, Kushtaghna, Kasaghna, Arshoghna	Phala	Lavan Varjit Panch arasa, Kas haya Prad han	Laghu, Ruksha	Ushna	Madhu ra	Tridoshahar

Manjishta Varnya, Vishghna, Jwarahara, Priyangwadi, Pittasamshama	Twak	Tikta, Kashaya, Madhura	Guru, Ruksha	Ushna	Katu	Tridos haghna
Lodhra Shonitasthapana Sandhanya, Purisha sangrhaniya,	Twak	Kashaya	Laghu, Ruksha	Sheeta	Katu	Kapha-pittaghna
Kashayaskandh Lodhradi, Nyagrodhadi						
Mustak Truptighna, Trushnanigrahaniya, Lekhana, Kandughna, Stanyashodhana Mustadi, Vachadi	Mula	Tikta, Katu, Kashaya	Laghu, Ruksha	Sheeta	Katu	Kapha- pittaghna
Ushir Varnya, Sthanyajanana, Dahashamana, Tiktaskandha, Sarivadi, Pittasamshaman	Mula	Tikta, Madhura	Laghu, Ruksha	Sheeta	Katu	Pitta Kaphaghna
Haridra Kushtaghna, Kadughna, Vishaghna, Tiktaskandha, Shorovirechana Haridradi, Mustadi, Shleshma samshana	Mula	Tikta, Madhura	Laghu, Ruksha	Ushna	Katu	Kaphaghna, Pittashamak

Nome do medica mento	Nome de bota nical	Família	Sinónimo m	Gana	Peças utiliza das	Rasa	Guna	Virya	Vipaka	Dosha ghnata
Bilwa	Aegle marmel os corr.	Rutace ae	Bilwa, Shandily a, Shailush Sriphala, Malur	Shothahara, Arshaghna, Asthapa napaga, Anuvas anopaga (Ch), Brihat	Raiz	Kash aya, Tikta	Laghu, Ruksh a	Ushna	Katu	Kapha Vata shama
Agnim antha	Premn a Muron ata	Verber naceae	Agniman tha, Jaya, Sripara, Vataghni, Ganikar i ka etc.	Shothahara; Shitapra shamana, Anuvas anopaga,	Raiz casca	Tikta, Katu, Kashay Madhur	Laghu, Ruksh a	Ushna	Katu	Kapha vata shama ka
Shona ka	Orox ylum Índia n	Bigno niaceae	Xisto ' Tuntunle ,Kutanna t,	Shothahar, Shitapra shamana, Anuvas anopaga(ch)	Raiz casca	Madhur , Tikta, Kash aya	Laghu, Ruks ha	Ushna	Katu	Kapha Vata shama k
Patala	Stere osper mum suave alens.	Bigno niaceae	~~V. V~~[1] Patala, Krishnav rinta, Tamrap ushpi,	Shothahara (Ch.)	Raiz Casca	Tikta, Kash aya	Laghu, Ruks ha	Ushna	Katu	Trido shas hama ka
Gamb hari	Gmeli na arbor ea	Verbe nacea e	Shriparn i, Madhup arnika, Kashmar	Shothahara, Virecha nopaga, Dahaprashan a	Raiz	Tikta, Kash aya, Madh ur	Guru	Ushna	Katu	Trido shas hama ka

Nome do medica mento	Nome de bota nical	Família	Sín.	Gana	Peças utiliza das	Rasa	Guna	Virya	Vipaka	Dosha gnata
Brihat	Solonm indicu m	Solona ceae	Brihati, Kshudra bhar tanki,	Laghu, Ruksha, Tikshna	Raiz, Panch anga	Tikta, Katu	Laghu, Ruksha,	Ushna	Katu	Kapha vatas hama ka
Kanta kari	Solon um Xanth acarp un, Solan um	Suratt ense Solana ceae	Sombra nocturna com bagas amarelas, Kantaka ri, Duspars	Kasahara, Kanthya , Hikkani grahana	Raiz, Panch anga	Tikta, Katu	Laghu, Ruksha , Tiksh na	Ushna	Katu	Kaph avata sham aka
Goksh ura	Tribulu s terestris	Zygop hylace ae	Gokshur Shvadan shtra, Swaduk antaka, Trikanta	Mutravir echaniya, Shothahara, Krimighana, Anuvas anopaga(Chi	Frutos e raízes	Madhu r	Guru, Snigdh a	Shita	Madhura	Vata pitta shama ka
Shalip arni	Desm odiu m gang etium	Legum nosae, papilia natae	Vidariga ndha, Anshum ati, shalapar	Angama rdapras hamana Balya, ~~Snehoiana~~	Panch anga	Madhu r, Tikta	Guru, Snigd ha	Ushna	Madhur	Trido shas hama ka
Prishn iparni	Uraria picta	Legum inosae , Papilio natae	Prithalep arni, Kalashi, Dhavani , Guha	Angamarda prashamana Sandhaniya Shothah ara	Raiz	Madh ura, tikta	Laghu, Snigd ha	Ushna	Madhura	Tridos h shama ka

Capítulo 8

MEDICAMENTO UTILIZADO NO PRADHANA KARMA DE VAMANA

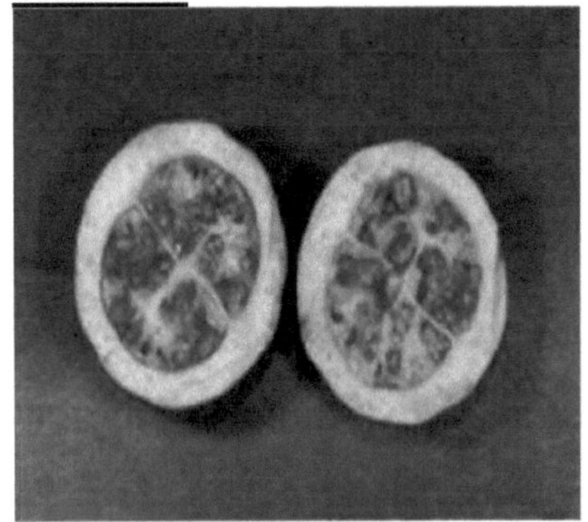

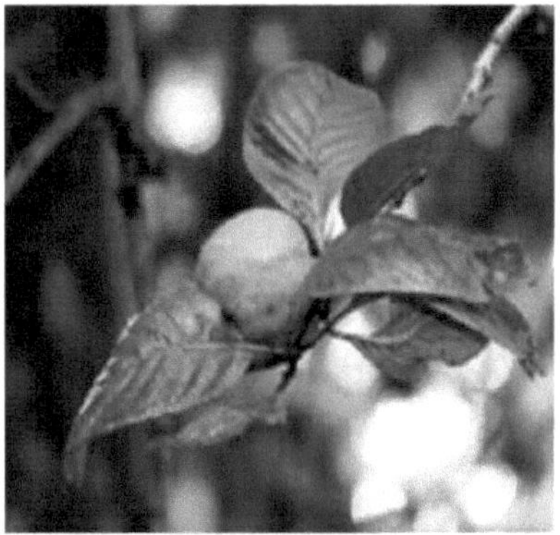

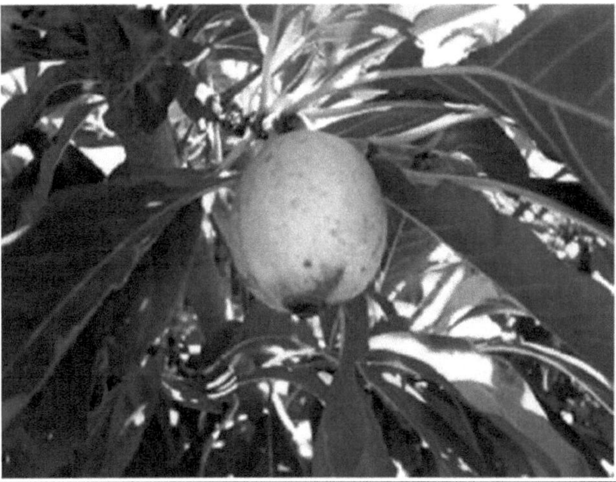

MADANAPHALA

DROGA UTILIZADA NO PRADHANA KARMA DE VAMANA:

(1) Madanaphala choorna.
(2) Saindhav
(3) Madhu
(4) Yastimadhu Phanta.

Neste estudo, a Madanaphala choorna é selecionada para fins de vamana e a mahatiktaghrita é selecionada para fins de snehapana. O Madanphala é considerado pradhana dravya entre os outros medicamentos utilizados para o objetivo de vamana. É um medicamento facilmente disponível.

MADANPHALA:-

uÉqÉlÉSìurÉÉhÉÉÇ qÉSlÉTüsÉÉÌlÉ ´ÉåiÉqÉÉlrÉcÉoÉiÉ AlÉmÉÉÌrÉiuÉÉiÉç | ....(cÉ.Mü.1/13)

Nome botânico : Randia dumetorum
Família : Rubi aceae
Nome inglês : Noz-moscada
Sinónimos : Madana, Bastishodhana, Dhara phala, Granthiphala, Kantaki, Muchukunda, Chhardanah, Vamaka, Pindi, Maruvakch, Salyak Vishapushpaka

Peças utilizadas : Fruta (de cor cinzenta)
Gana : Vamana, Phalini(Ch.), Urdhva Bhagahara, Argvadhadi, Muskkadi(Su.)

Farmacodinâmica :

Rasa : Kashaya, Madhur, Tikta, Katu
Guna : Laghu, Ruksha
Virya : Ushna
Vipaka : Katu

Doshaghanta: Kapha - vata shamaka Prabhava : V amana

Componentes químicos:

Humidade 71,4%, éter, extrativo 0,%, proteína 0,9%, açúcar 0,7%, outros hidratos de carbono solúveis 6,7%, fibras brutas 0,5%, ácidos 0,5%, taninos 5,0%, presença de pectina, mucilagem, ácido tartárico também relatados. A atividade do medicamento é atribuída à presença de saponina (2,3%), em frutos frescos e 0,10% em frutos inteiros secos.

Ação e utilizações:

Madanaphala é considerada a melhor entre as outras drogas utilizadas para o objetivo de vamana karma (cha kalpa 1/13). É utilizada em Vidradhi, Pratishyaya, Vrana, Kustha, Aanaha, Sotha e Gulma (Bh.P.) Moideon sheriff (1860) descreveu a polpa mucosa seca como um bom substituto da ipecae watt (1972) refere que a polpa deste fruto é certamente um emético valioso. A polpa é útil em todas as doenças em que a ipecacuanha é indicada. A polpa do fruto é nauseante, expetorante, diafarética, anti-helmíntica e abortiva. É também útil como nervino, sedativo e antiespasmódico. Wealth of India (1969) As polpas exterior e interior têm a seguinte composição proximal:

Conteúdo de Madaphala	Pasta exterior	Pasta interior
Humidade	**74.1**	**71.4**
Extrato de éter	**0.2**	**0.1**
Proteína	**0.9**	**0.7**

Açúcar	5.5	Traço
CHO solúvel	17.7	6.7
Fibra bruta	4.4	9.5
Ácidos (como o ácido cítrico)	0.3	0.5
Taninos	1.6	5.0

VAMAKA YOGA:

Pó fino de Madanaphala pipalli : 4 partes
Saindhava : 1 parte
Madhu :QuantumSufficient

Misturaram-se Saindhava, pó de Madanaphala pippali e madhu e preparou-se o vamana yoga.

Capítulo 9

MEDICAMENTO VAMANOPAGA:

1) YASTIMADHU

Nome botânico : Glycyrrhiza glabra
Família : Leguminosas
Gana : Kanthya, Jivniya, Sandhaniya, Varnya, Kandughna, Mutra Virajniya, Shonitasthapana, Chardinigrahara, Snehopaga, Vamanapaga, Asthapanapaga (Ch.), Kakalyadi, Sarivadi, Anjanadi (Su.).

Nome inglês : Alcaçuz
Sinónimos Parte : Yasti, Madhu, Yastimadhule, Kalitak, Mulathi
utilizada : Raiz

Farmacodinâmica:

Rasa : Madhura
Guna : Guru, Snigdha
Virya : Shita
Vipaka : Madhura
Prabhava : V ata - pitta shamaka

Yastimadhu phanta é utilizado como vamanopaga dravya, que ajuda no utkleshana de kapha pelas suas próprias propriedades.

Componentes químicos:
Contém glicirrizina ISO liasuritina, estrogénio, glicose 8,8%, sacarose 2,4 a 6,5%, amido 30%, asparagina, rala 2 a 4%, óleo volátil 0,03 a 0,35% e substância pigmentar.

Acções e utilizações:
É considerada como Chakshustya, Bala, Varnakrita, Snigdha, Shukrala e koshya. É utilizado em Raleta dusti vrana, sotha, visha, chardi, Trishma, Giani e kashya (Bh.P.). É utilizado como vamanopaga dravya em vamana karma.

SAINDHAVA MADHU PRAYOGA:-

xÉuÉÅÉ iÉ qÉkÉ xÉlkÉuÉ MüTüÌuÉsÉrÉlÉcNüSÉjÉ uÉqÉlÉÅÉ ÌuÉ±ÉiÉ |

.......(cÉ.Mü.1/15)

Como Charaka mencionou, em todas as preparações de Vamana, Madhu e Saindhava devem ser adicionados para liquefazer e segregar o kapha no corpo.

2) SAINDHAVA

Nome inglês : Sal grosso
Gana : Aaharopyogi varga (ch) Lavana varga, Ushkadi (su.)
Sinónimos : Saindhava,Sitshiva,Manimantha,Sindhuja
Farmacodinâmica:
Rasa : Lavana
Guna : Laghu, Snigdha, Sukshma
Viry a : Shita
Vipaka : Madhura
Doshaghnata: Trido sha

Componentes químicos:
Contém cloreto de sódio 65,85%, sulfato de cálcio 0,55%, cloreto de cálcio 0,53%, cloreto de magnésio 0,43%, bicarbonato de sódio 0,74% em matéria solúvel 30,34% (riqueza da Índia)

Acções e utilizações:
Tem propriedades Dipana, Pachana, Ruchya e Vrishya. É utilizada principalmente em Aruchi, Ajirna, Vibandha e Agnimandhya (Bh.P.)

3) MADHU

Nome inglês : Honey
Gana : Ikshu varga (Ch.) Madhu varga (Su.)
Farmacodinâmica:
Rasa : Madhura
Anurasa : Kashaya
Guna : Laghu, Ruksha,Pichchila
Viry a : Shita

Vipaka : Madhura
Doshaghnata : Tridosha, Shamaka

Componentes químicos:
O mel é um líquido viscoso (SP. Gr. 1359 - 1361) tão doce como a sacarose. Contém humidade 14,24%, dextrose 23,36%, levulose 30-40%, sacarose 0,4 a 6%, dextrina e gomas 0,7%, cinzas 0,18 - 1%, ácido misdânico, grãos de pólen, cera de besswax, pigmento etc 0,1 a 7%. Contém vitamina B1 6ug, Vit B2 60ug, Vitamina C 5mg, ácido nicotínico 32mg 1100mg (Riqueza da Índia).

Ação e utilizações:
Alivia particularmente kapha, pitta e vata, Charaka descreveu que é uma das melhores drogas para quebrar o kapha mórbido (Ch 54.27). O mel atinge os tecidos mais finos do corpo e vai para as partes mais adequadas. É "Yogavahi" H - H aumenta os efeitos terapêuticos dos medicamentos aos quais é adicionado. O mel promove o intelecto e a força e tem muitas propriedades curativas. É utilizado como Anupana em muitas doenças.

VAMANOPAGA YOGA:

Yastimadhu phanta:

Yastimadhu Kashaya Choorna	: 1 parte
Água a ferver	: 4 partes

Yastimadhu phanta é preparado de acordo com sharangadhara phanta kalpana.

MEDICAMENTO UTILIZADO NO PASCHATKARMA DE VAMANA:

São utilizados arroz, grama verde, óleo de amendoim refinado, Saindhava lavana, Jeeraka.

BIBLIOGRAFIA

- Sharangadhara Samhia, editado por Radhakrishna Parashar.
- Sharma P. V. (1982) : Ayurved Ka Vaignanika Itihas, Chaukhambha Varanasi.
- Sharma P. V. (1993) : Dravya Guna Vaignanik, Chaukhambha, Varanasi.
- Sushruta Samhita : Editado por Kaviraj Ambikadatta Shastri, Chaukhambha Varanasi.
- Sushruta Samhita com Ayuveda Rashaya Dipika, Comentário de Bhaskar - Govind Ghanekar.
- Sushruta Samhita com o comentário Nibandha Sangraha de Dalhanacharya, Chaukhambha Surabharati Varanasi.
- Livro de Texto de Patologia: Por Harsha Mohan (2a Edição)
- Teoria dos Tridosha: Editado por V. V. Subrahmanya Shastri, Arya Vaidya Shala, Kottakal
- Vachaspatyam: Compilado por Taranath Tarka Vachaspati, Chaukhambha, Varanasi, 1962.
- Vaman Shivram Apte (1997): The students' Sankrit English Dictionary, Motilal Banarasidas Publishers.
- Wealth of India : Edition I to V, CSIR, New Delhi.
- Yoga Ratnakara com comentário Vidhyotini Hindi por Shri Laxmipati Shastri, Chaukhambha, Varanasi.
- Researches in Ayurveda 2005, Dr. M.S. Baghel.
- A P I Textbook of Medicine: Editado por G. S. Sainani, 6ª edição, 2001.
- Ashtanga Hrdaya: Editado pelo Dr. G. K. Garde (Marathi), Sahakari Mudranalaya.
- Ashtanga Hrdaya com os comentários : Sarvangasundara de Arunadadatta e Ayurveda Rasayana de Hemadri editado por Hari Sadasiva Sastri, Paradakar Chaukhambha, Varanasi.
- Ashtanga Sangraha: comentário em hindi por Kaviraj Atridev Gupt, Krishnadas Ayurved Series, Varanasi.
- Ashtanga Sangraha com comentário Shashilekha de Indu Publicado pelo Conselho Central de Investigação em Ayurveda e Siddha, Nova Deli.
- Ayurveda Kriyasharira de Vaidya Ranajitrai Desai.
- Ayurvediya Panchakarma Chikitsa: Editado por Acharya Mukundilal Dwivedi, Dr. Tarachand Sharma e Bhairava Mishra, Chaukhambha, Sanskrit Pratishthan, Deli.
- Ayurvediya Shabda Kosha (1968) : V. M. Joshi e M. H. Joshi, Maharashtra Rajya Sahitya Ani Sanskriti Mandal, Mumbai.
- Bhaishajya Ratnavali editado por Ambikadatta Shastri, Chaukhambha, Varanasi.
- Bhavaprakasha: Editado por Pandit Shri Bramha Shankar Mishra Shastri, Chaukhambha, Varanasi.
- Bhela Samhita : Editado por V. S. Venkatsubramanyama Shastri e C. Raja Rajeshvara (C.R.I.M.H.), Nova Deli.
- Chakradatta com Comentário de Shivadasa Sen, Editado por J. V. Bhattacharya, Publicado por Ashubodha Vidhyabhushan.
- Charaka Samhita : Editado com o comentário em hindi "Charaka Chandrika" pelo Dr. Brahmanand Tripathi, Chaukhambha Surbharati Prakashan, Varanasi.
- Charaka Samhita com o comentário Ayurveda Dipika de Chakrapani e com o comentário Vidyotini Hindi de Pandit Kashinath Shastri.
- Charaka Samhita com tradução inglesa, editado e publicado por Gulabkunverba

Ayuvedic Society, Jamnagar

- Teoria e Prática da Eletroterapia de Clayton : Editado por Angela Forster, Migel Palastanga, 9ª edição, 1996.
- Collin's Paperback thesaurus Compêndio de Plantas Medicinais Indianas : Vol. I-V.
- Dravya Guna Vidnyana: Editado por A. P. Deshpande, Dr. Subhash Ranade, Dr. R. R. Javalgekar, (Marathi).
- Guyton and Hall : Textbook of Medical Physiology, Ninth Edition, (1996)
- Princípios de Medicina Interna de Harrison,. Vol. I. e II, (15th Edition)
- Introdução ao Kayachikitsa: Editado por C. Dwarakanath, Chaukhambha, Varanasi.
- Comentário Jalpakalpataru editado por Kaviraj Shree Narendranath Sengupta e Kaviraj Shree Balaichandra Sengupta, Chaukhambha, Varanasi.
- K. D. Tripathi (1999): Essentials of Medical Pharmacology, 4th Edition.
- Kashyapa Samhita com comentário em hindi de Satyapal Bhishagacharya, Chaukhambha Varanasi.
- Kasture H. S. (1999) : Ayurvediya Panchakarma Vijnana.
- Madhava Nidana: Editado por Y adunandana Upadhyaya, Chaukhambha Varanasi.
- Moneir Williams (1989): Sanskrita English Dictionary, Motilal Banarasidas, Deli.
- Panchakarma Chikitsavignaniyam: Editado por T. L. Devraj, Kashi Ayurved Granthamala.
- Panchakarma Samhita, de H. S. Kasture, primeira edição (2000).
- Parishadya Shabdartha Shariram (1997) : Editado por Gaud
- Damodar Sharma, Trivedi R. P., Baidhyanath Ayurved Bhavan, Nagpur.
- Digestion And Metabolism In Ayurveda: Editado por Dr.C.Dwarkanath, (2003) chaukhamba krishnadas academy,Varanasi.
- Princípios de Anatomia e Fisiologia: Por Gerard J. Tortora, Sandra, Reynolds Grabowski, 18ª Edição. Satoskar, Kale, Bhandarkar's Pharmacology and Pharmacotherapeutics, Mumbai, Popular Prakashan, 16ª edição.

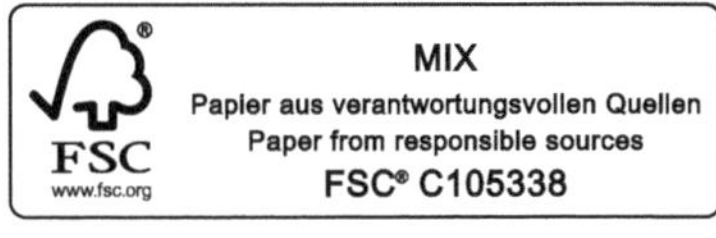

Printed by Books on Demand GmbH, Norderstedt / Germany